HILFE
BEIM
REITUNFALL

VON M.ZIOLKOWSKI

DANKE

@ Kröte - für all deine Geduld
@ Martina - für viele blutende Ohren
@ das Trio - für die unaufhaltsame Motivation

Herstellung und Verlag: BoD – Books on Demand, Norderstedt
ISBN:9783756223206

Auflage 1
Teil 1

PROLOG

Pferde - wunderbare Geschöpfe, die dem Menschen so vieles ermöglichen.

Möglichkeiten, die nahezu grenzenlos erscheinen. Bis deutlich wird, wie nah der Boden tatsächlich ist. „Man ist erst Reiter, wenn man auch gefallen ist" heißt es. Die Kunst ist es wieder aufzustehen -und- sich wieder drauf zu trauen. Auf das wunderbare Geschöpf.

Manchmal liegt es aber nicht am fehlenden Mut, sondern an den gefürchteten Verletzungen, die der eine oder andere Sturz bereit hält. Und trotzdem gibt es zwei Dinge, die den Pferdeliebhaber beruhigen:

1. Fußball ist gefährlicher als Reiten und
2. Reiter sind robuster als Fußballer.

Nichtsdestotrotz wird zeitweise verdrängt, dass das Pferd ein Fluchttier ist. Nimmt man dieses Wort auseinander erhält man: Richtig. Flucht und Tier. Schon jedes für sich steht nicht un- bedingt für rationales Denken. Eher für Instinkte. Auch: „die Flucht ergreifen" passt hier nicht. Das Gegenteil. Das Tier wird von der Flucht ergriffen.

Und - Flucht ist kein Bestandteil bestehender Sicherheit. Nee. Die Flucht dient einzig dem Bedürfnis zurück in die aktuell fehlende Sicherheit zu gelangen. Spätestens jetzt sollte einleuchten, dass Schreien (oder Schlimmeres) wenig sinnvoll sind.

Sich jetzt aber mit einer Tasse Yogi-Tee vor das fliehende Tier zu setzen, ist auch keine gute Idee. Genau.

„Wie man`s macht.." - es kann immer etwas passieren. Muss nicht - kann aber.

Und was macht man, wenn? Ganz einfach:

In diesem Ratgeber blättern und -**helfen**-.

Alles Gute und: bleiben Sie gesund.
© M.Ziolkowski

INHALTSVERZEICHNIS

1.

HINWEISE

Hektische Situationen, die zusätzlich mit etwas *Panik* gewürzt sind, können dazu führen, dass das ein oder andere Grundwissen saisonweise verschüttet wird. Dinge, die sonst selbstverständlich sind, lassen sich plötzlich nicht mehr abrufen. Kurz gesagt: **Blackout**.
„Wie war noch mal die Notruf-Nummer? Und was sag` ich denen?"

Aber nicht immer ist ein Blackout am Start. Manchmal ist man sich einer vertrauten Sache schlicht so sicher, dass sich unbemerkt die Vernachlässigung in unseren Alltag schleicht. Ebenso kann eine kurze Ablenkung im Trouble des Geschehens dafür sorgen, dass eingefleischte Handgriffe einfach untergehen. *„Huch..nachgegurtet? Steigbügel richtig eingestellt? Hoppla, Helm vergessen.."*

Grundwissen - einfach auf dem Abstellgleis.

Holen wir es doch schnell zurück.

Alle einsteigen, Türen schließen, auf der nächsten Seite beginnt die Reise.

2.

NOTRUF

Keine Sorge, es handelt sich um nichts weiteres, als um eine Telefonnummer. Ein Telefonat.

Am anderen Ende der Leitung sitzen Menschen, deren Job es ist möglichst genau herauszufinden was vorliegt und dadurch gezielt Hilfe zu schicken. Doch das funktioniert nur mithilfe des Anrufers. Es macht also Sinn deren Fragen zu beantworten, statt voreilig genervt den Hörer in die Ecke zu werfen.

WIE LAUTET DIE RICHTIGE NUMMER UND WAS WOLLEN DIE WISSEN?

112

Eine Vorwahl ist nicht nötig und kostenlos ist sie auch. Es wird sich garantiert jemand mit dem Namen **Notruf** oder **Feuerwehr** melden. Dieser Mensch hat eine medizinische Ausbildung und verfügt in diesem Bereich über jahrelange Erfahrung. Die **Fragen**, die dieser Mensch stellt - sind **wichtig**! Auch, wenn es dem Anrufer nicht direkt so vorkommt.

Schnell, schnell.. bringt in diesem Moment *niemanden* weiter. Also: dran bleiben!

Dieser Leitstellendisponent kann nicht nur telefonieren. Nein, er ist tatsächlich darin geschult, den Anrufer während des Gesprächs dabei zu unterstützen Erste-

Hilfe-Maßnahmen durchzuführen. Er behält die Ruhe und kann den Hilfesuchenden mit qualifizierten Anweisungen begleiten.

Da es immer mehr integrierte Leitstellen gibt, werden sich bei fast jedem Notruf Feuerwehr-Menschen melden. Diese besitzen wiederum eine direkte telefonische Verbindung rüber zu den Rettungsdienst-Menschen.

Wenn der Anrufer also nach dem Wählen der **112** erst bei der Feuerwehr landet und dann weiter verbunden wird:

ist das ein normaler Vorgang!!

Selbst dann, wenn eine Warteschleife ertönt.

Das bedeutet nichts anderes, als dass gerade eine Menge Anrufe eingehen.

Also: Nerven <u>und</u> Telefonleitung behalten.

Gut. Die Leitung steht. Was jetzt?

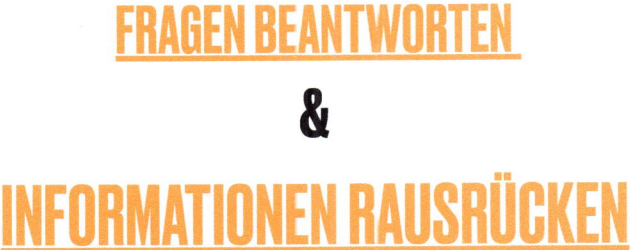

FRAGEN BEANTWORTEN

&

INFORMATIONEN RAUSRÜCKEN

DAS 5 X W DES NOTRUFS

WO IST ES PASSIERT?
(Bsp.: Reithalle, Gut Liebfrauenthal in Pusemuckel)

WAS IST PASSIERT?
(Bsp.: Sturz von springendem Pferd)

WIEVIELE PERSONEN?
(Bsp.: Eine Person ist gestürzt)

WELCHE VERLETZUNG?
(Bsp.: Blutet am Kopf)

WARTEN AUF RÜCKFRAGEN !!
(Einfach am Hörer bleiben, bis keine Fragen mehr offen sind)

3.

EIGENSCHUTZ

Der gute, alte Eigenschutz. Der vermutlich häufigst vernachlässigte Aspekt bei der ganzen Sache. Dabei ist es so einfach.

Eigenschutz geht immer vor!

▷ Wer Angst vor Pferden hat, bleibt bitte im gebührenden Abstand.
▷ Wer nicht schwimmen kann, springt bitte nicht in einen Fluss.
▷ Wer nicht zufällig aktiver Feuerwehrmensch mit Ausrüstung usw. ist, rennt bitte in kein brennendes Haus.
▷ Wer kein Blut sehen kann, suhlt sich bitte nicht darin.
▷ Wer erkennt, dass er eine Situation seelisch nicht verkraftet, hält sich bitte fern.
▷ Wer Angst um Leib und Seele hat, bleibt bitte in Sicherheit.
▷ Wer nicht überfahren werden will, springt bitte auf keine Autobahn.
▷ Wer keine ansteckenden Krankheiten haben will, denkt bitte an den **Eigenschutz!**

Aber **was geht immer**? Genau. Der gute, alte:

NOTRUF (112)

4.

VITALWERTE   (BAP)

Ob interessant oder nicht, mag hier jeder für sich
entscheiden. Dennoch ist dieser kleine Überblick zu den
Normwerten des Menschen ein nettes

„Gut-Zu-Wissen-Schmankerl".

BLUTDRUCK
120 / 80 mm/Hg

ATMUNG
12-15 Atemzüge pro Minute

PULS
60-80 Schläge pro Minute

IST DAS WICHTIG? JA

***Sind diese Werte erhöht, kann von Aufregung, Anstrengung,
Schmerz oder Stress ausgegangen werden.***

5.

PSYCHOLOGISCHE ASPEKTE

Willkommen auf der *ruhigen Seite*.

Notfälle jeder Art sind eine Ausnahmesituation. Fragen wie „warum hat Person X denn auf diese Weise reagiert?", sind überflüssig. Es gibt kein Rezept für richtiges oder falsches Verhalten. Empfohlen wird „ruhiges Auftreten" oder auch „beruhigendes Einwirken". Sicher ist das hilfreich, aber leider nicht immer machbar. Auch der Mensch besitzt diesen Fluchtinstinkt. Gerät er also in eine solche Ausnahmesituation, kann diese auch einfach unzumutbar sein. Sei es, weil er beim Anblick von Blut selbst ohnmächtig wird oder einfach seiner Aufsichtspflicht gegenüber Kindern nachkommen muss. Welche Aufgabe kann dieser betroffene Mensch übernehmen? Richtig. Den

NOTRUF (112)

Ob Aufregung, Blackout oder Fassungslosigkeit - die Leitstelle fängt ihn auf und hilft.

Nur Mut - es kann nichts passieren.

(Wenn nicht auch angerufen wird)

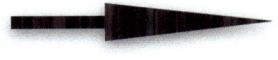

Zu einem Notfall gehören immer mehrere Beteiligte.

(Selbstverständlich gedenken wir kurz den Ausnahmefällen: Augen zu ... Augen auf ... muss reichen.)

Beim Wort „**Beteiligte**" denken wir schnell nur an den Menschen, was aber nicht ganz richtig ist. Gerade in diesem Schriftstück könnte der ein oder andere fix auf die Idee kommen, dass die Rede auch von Tieren ist. Speziell in diesem Fall *nicht* von Fischen, *nicht* von Schlangen und auch *nicht* von Hunden. *(...vielleicht ein ander` Mal)* Hier und jetzt geht es um Reittiere. Insbesondere um die typischen wie Muli, Esel und Pferd / Pony. Folgend einfach ***Pferd*** genannt.

Gehen wir jetzt mal ganz spontan von einem Reitunfall aus und stellen uns ganz klassisch einen Reitplatz vor. 20x60m, nett eingezäunt und von außen etwas begrünt. Sandboden, einige Hindernisse zum Warmwerden und strahlender Sonnenschein, den auch die Stallkatze vom Baum aus genießt. Auf dem Platz läuft ein hilfsbereiter Mensch herum, der von den paar Zuschauern außerhalb des Platzes als selbstverständlich wahrgenommen wird. Auf dem hinteren Zirkel gibt sich ein Reiter dem taktvollen Leichttrab seines gelassenen Dunkelfuchses hin.

Eine Gassi-Gängerin entdeckt dieses wunderschöne Stall-Idyll und lässt sich einen Moment lang verzaubern. Etwa bis zu dem Zeitpunkt, zu dem die Katze vom Baum hüpft, der Hund sich geistesgegenwärtig losreißt, quer über den Platz hastet, dabei den Zirkel bellend begrüßt und den hilfsbereiten Menschen fast umkegelt. Die Katze, längst wieder auf einem Baum, schaut dem irren Hund hinterher, wie er vergeblich das Gelände absucht. Der Reiter hat die abrupten Manöver des Pferdes gut sitzen, es aber letztlich doch nicht durchhalten können.

Hasenhaken im Jagdgalopp. Der Hilfsbereite kann sich, aber nicht den Reiter fangen, der jetzt am Boden liegt und autscht. Die Gassigängerin plärrt inzwischen ihrem Hund hinterher, obwohl sie sonst eine Ruhige ist. Ein paar Zuschauer sind weg gelaufen und überlegen noch, wem sie Bescheid sagen wollen. Andere sind auf den Platz gestürmt und versuchen sich sinnvoll aufzuteilen. Der schöne, aber mittlerweile nass geschwitzte, Dunkelfuchs dreht seine Runden im heftig federnden Galopp. Den Kopf trägt er giraffen-like gestreckt nach oben, um mit äußerst aufmerksamen Antennen (Ohren), alle Richtungen abzuchecken.

Ein guter Zeitpunkt für eine erste Zwischenbilanz der Beteiligten.

Aktiv	Passiv
Reiter 1	Zuschauer............................ 5
Helfer............................ 1	Gassi-Gängerin.................... 1
Pferd............................. 1	Katze................................... 1
Hund.............................. 1	Dazugerufene 2
Beteiligte........................ 4	Beteiligte............................. 9

Liebe Mathematiker:
Keine Sorge, der Ausgleich kommt noch.

Zusammengefasst haben wir aktuell **13 Beteiligte.**

Während wir noch rechnen, hat einer der Beteiligten die 112 gewählt und diverse 5-W-Antworten gegeben.

(Hand aufs Herz.. sind die noch im Kopf? Nein? Nicht schlimm - siehe Seite 10.)

Jetzt erscheinen nach und nach die restlichen Beteiligten auf der Bildfläche.

Also ergänzen wir die Liste:

Aktiv	Passiv
Reiter 1	Zuschauer............................ 5
Helfer............................ 1	Gassi-Gängerin.................... 1
Pferd............................ 1	Katze............................ 1
Hund............................ 1	Dazugerufene 2
Leitstelle........................ 1	
Rettungswagen 2	
Notarztwagen...............2	
Beteiligte........................ 4	Beteiligte............................ 9
+ neue .... 5 = 9	

Ergebnis: 1 Reitunfalll = **18 Beteiligte**

Ach ja, hier fehlen noch die Angehörigen - aber die lassen wir jetzt ausnahmsweise unter „Sonstige" laufen.
Dass hier eine Menge (unterschiedlicher) Emotionen aufeinandertreffen, scheint selbstverständlich.
Primär sollte die Konzentration dennoch auf dem Reiter und sekundär auf dem Helfer liegen. Zweit genannter gibt zu verstehen, dass es ihm gut geht, steht auf und kümmert sich um das schnaubende Pferd. Wir lassen

ihn, denn er hat viel Erfahrung und ist außerdem der Kraftfutter-Spender.

Weiter zum Reiter, der noch immer am Boden liegt und keine Anstalten macht die Lage zu verändern. Das kommt öfter vor, aber das schauen wir uns genauer an.

Vitalwerte, Verletzungen... alles spannend. Doch bei Näherkommen kreischt der Reiter los. Auch ein paar Tränen laufen. Und eigentlich möchte er sowieso nur wissen, wie es seinem Fuchs geht und ob mit dem alles in Ordnung ist.

Jetzt sind wir am eigentlichen Punkt angekommen. Wir treffen auf seine Psyche und haben noch keinen Schimmer, was mit dem Hotten ist. So ist es und es gibt keinen Grund von der Wahrheit abzurücken. Falsche Versprechungen wie *„Keine Sorge, dem geht es super."*, sollten wir tunlichst unterlassen. Denn was ist, wenn es dem Pferd nicht gut geht? Ein beruhigendes Einwirken auf den Reiter können wir dann ganz spontan vergessen.

Verändern wir die Lage ein bisschen:

Auf dem Weg zum Reiter konnte ein kurzer Blick auf das stark lahmende Pferd geworfen werden. Sein Sprunggelenk hinten links ist heftig geschwollen und beachtliche Mengen Blut laufen das Röhrbein runter. Nicht gut.

Jetzt zurück zum Antreffen der Reiter-Psyche und seiner Frage. Ich möchte nicht zum Lügen auffordern, aber ein „gewisses medizinisch unwissendes Schweigen" wäre ggf. sinnvoll. Wir wissen alle, was sonst passiert. (Dennoch ist es sicher eine gute Idee, wenn beispielsweise der Helfer am Pferd bereits Kontakt zum Tierarzt aufnimmt).

Vorerst soll es uns darum gehen, den Reiter gesundheitlich zu sichern. Und dass wir selbst eventuell leicht angespannt sind, darf auch nicht vergessen werden. Intensive Gespräche über das Pferd, den Unfall, die Verletzungen und die Katze werden später ohnehin folgen. Um die weitere Versorgung des Pferdes wird sich bitte -nach- dem Reiter gekümmert.

Panisch plärrende und herumzappelnde Menschen werden jetzt übrigens auch nicht gebraucht. Nicht gut für den Reiter - und zu gefährlich in Sachen „aufgebrachtes Fluchttier". Kann sich denn zufällig jemand behutsam um die sich nähernde Horde kümmern? Ob Horde, Familie, Freunde oder Lästerwürste -   wer zum Reiter durchkommen darf, entscheidet bitte der Verletzte selbst.

(Außer: dieser Mensch nennt sich Humanmediziner. Der darf.)

Manchmal hilft es sich kurz in die Lage des Betroffenen zu versetzen.

„Will ich von allen begafft, begrapscht und zugeschwallt werden?"

-kurz überlegen-

Siehste. ;-)

Tipp am Rande

(Auch Äußerungen wie: „Boah, das sieht aber übel aus..." oder: „Scheiße, das war`s..." - einfach runterschlucken.)

6.
SCHUTZKLEIDUNG

Schon wieder so ein Thema - so ein doch eigentlich selbstverständliches.

In diesem Fall könnte man natürlich „Kleidung" auch gegen „Ausrüstung" tauschen. Aber ich würde es lieber damit ergänzen.

Wie die Schutzkleidung beim Reiten auszusehen hat, da mögen schon immer die Richtungen und Geschmäcker weit auseinander rücken. Reithosen mit oder ohne BlingBling, Jeans mit oder ohne Stickereien, Karottenschnitt oder Boot, Teilbesatz, Vollbesatz und so weiter und so fort. Und das sind erst die Hosen. Da gibt es noch die Oberbekleidung, das „Drüber", das Schuhwerk und auch Handschuhe. Hier sollen sich Designer und Träger selbst Gedanken machen. :-)

Wichtig bei der ganzen Sache ist, wie viele Gedanken werden sich über deren Funktion beim Sturz gemacht? Es gibt ein paar Dinge, die vorab überdacht werden sollten:

- Entscheide ich für mich oder für jemand anderen?
- Wie alt oder jung ist der betreffende Mensch?
- Welche Verantwortung möchte ich übernehmen?
- Wie sicher ist das Pferd?
- Ist es eine gute Idee, mich darauf zu verlassen?
- Wetter? Kalt, heiß, Stechmücken, Zecken?
- Boden und das Drumherum?
- Und die Frage aller Fragen: was ist *wenn*?!

Klar, Vorschriften gibt es grundsätzlich keine. Doch sind einige Klamotten durchaus empfehlenswert:

▷ Festes bzw. gut sitzendes **Schuhwerk** *(Wer sich mit dem Thema „zerquetschter Zeh" auskennt, weiß was ich meine)*

▷ Lange **Hosen**, ggf. mit Besatz für besseren Halt

▷ Allgemein ans Wetter **angepasste Kleidung.** *(Sich im Sattel dauernd umzuziehen kann spannend werden (ohne Sattel = Level up) und auf mehrfaches Ab- und Aufsteigen muss man auch erst mal Lust haben)*

Trudeln wir ohne großes Theater weiter zur:

Schutzausrüstung.

▷ **Helm** *(Kopfverletzungen können echt böse bis tödlich sein)*
▷ **Rückenprotektoren** *(an so einen Rollstuhl muss man sich u.U. recht lange gewöhnen)*
▷ **Handschuhe** *(Verbrennungen machen einfach keinen Spaß)*

▷ Was vergessen? Gerne hier notieren:

▷ _____

▷ _____

▷ _____

Jetzt schauen wir uns das mal genauer an...

..ach ja

Ich verzichte mit Absicht auf

Wund-Echt-Aufnahmen.

WEIL:

Nicht jeder verträgt deren Anblick.
(Zur Not kurbel deine Fantasie an)

Ich weiß nicht, ob Kinder hier drin rumblättern.
(Die Eltern würden sich bedanken)

Außerdem will ich dich erst mal motivieren, bevor ich mit
dem Erschrecken anfange.
(Das können wir gerne im nächsten Buch angehen)

:-)

(Oh..ich bin schon beim DU angekommen. Na, dann bleiben wir
doch dabei. Hallo, ich bin Mirja.)

Bereit?
Dann weiter.

QUETSCHUNG, PRELLUNG, VERSTAUCHUNG

Was?

Quetschung
Prellung
Verstauchung

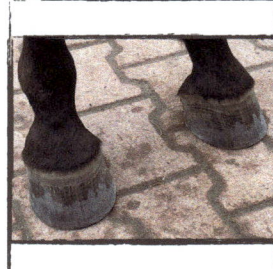

Huf auf Fuß,
Zwischen Pferd &
Wand,
Hindernis,
Sturz

Wie?

Stumpfes **Trauma** durch
Unachtsamkeit oder
unerwartete Bewegungen
des Tieres (+ ggf
Gegenstände).

Weil:

Stürze, Stöße und
Einwirkungen von außen.
Z.b. Sturz gegen Bande,
Stoß gegen Hindernis,
austretendes Pferd, Huf auf
Fuß.

Was noch?

Knochenbrüche

(... können meist nicht
unterschieden werden. Bitte
Röntgen lassen.)

Helfer-Maßnahmen

- ☐ Handschuhe anziehen
- ☐ Ansprechen / **anfassen**
- ☐ Stelle sichten / angucken
- ☐ **Notruf**
- ☐ Wunde? = **keimfrei** bedecken
- ☐ Keine Wunde? = kühlen
- ☐ Ruhigstellen
- ☐ Polstern
- ☐ Schonhaltung zulassen
- ☐ Ständige Betreuung

VERBRENNUNG

Was?

Schnelle
Reibung
erzeugt Hitze

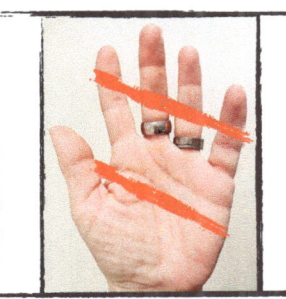

Longe
Strick
Arbeitsseil
Zügel

Wie?

Ohne Handschuhe kann es beim Losreißen des Tieres durch das Zurren des Seils zu Verbrennungen und Wunden der Hände kommen.

Weil:

Durch das rasche Hindurchziehen des Seiles / Strickes / Zügels Reibungshitze entsteht.

Was noch?

- (meist) Handfläche
- Finger

Vorsicht!

„Seile" niemals um Körperteile wickeln!
(Amputationen sind mies)

Helfer-Maßnahmen

☐ Handschuhe anziehen
☐ Ansprechen „Hallo, ich bin..ich kann helfen.."
☐ Wunde sichten
☐ **Notruf**
☐ Wunde kühlen
☐ Keine Hausmittel anwenden (Mehl, Quark, Salben usw.) !
☐ Wunde keimfrei bedecken
☐ „Lockeren" Verband
☐ Schonhaltung zulassen
☐ ständige Betreuung

FRAKTUR

Was?

Knochen-bruch

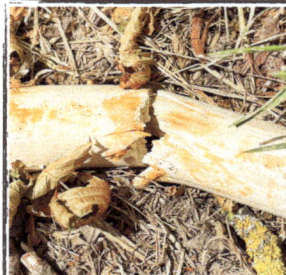

Sturz oder sonstige Einwirkung von außen

Wie?

Sturz oder Aufprall auf / oder gegen harte Gegenstände; Schläge oder Tritte usw.

Weil:

Selbstüberschätzung, Unachtsamkeit, Tolpatschigkeit, unkoordinierte Fluchtinstinkte, Unfall

Was noch?

Abnorme Lage; Durchspießung; Schmerzen (von 0 - 100); Schwellung; Hämatome

Röntgen lassen!

Helfer-Maßnahmen

- ☐ Handschuhe anziehen
- ☐ Ansprechen / anfassen
- ☐ Stelle sichten
- ☐ Notruf
- ☐ Körperteil ruhigstellen
- ☐ Wunde? = keimfrei bedecken
- ☐ Keine Wunde? = kühlen
- ☐ Polstern
- ☐ Knochen steht raus? = umpolstern
- ☐ Schonhaltung zulassen
- ☐ Ständige Betreuung

LUXATION

Was?

Ausrenken eines Gelenkes

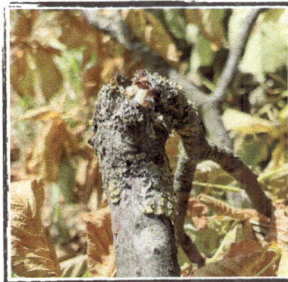

Schnelle, nicht achsenge-rechte, ruckartige Bewegung

Wie?

Ausrenken eines Gelenkes durch rasche, plötzliche Bewegung. Meist mit Aufprall oder „Hängenbleiben" verbunden.

Weil:

Abnorme Lage, Heftige Schmerzen, „Rest" der Extremität bewegungsunfähig

Vorsicht!

KEINE Einrenk-Versuche!

(Der hat schon genug Schmerzen.)

Helfer-Maßnahmen

- [ ] Handschuhe anziehen
- [ ] Ansprechen / anfassen
- [ ] Stelle sichten
- [ ] **Notruf**
- [ ] Körperteil ruhigstellen
- [ ] Wunde? = keimfrei bedecken
- [ ] Keine Wunde? = kühlen
- [ ] Schonhaltung wichtig!
- [ ] Nicht manipulieren!
- [ ] Ständige Betreuung

SCHNITTVERLETZUNG

Was?

Haut-Defekt, herbeigeführte Körperöffnung

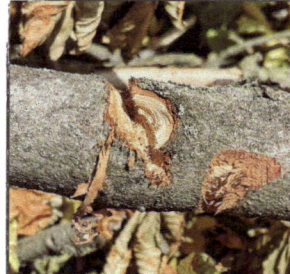

Schnitte / Risse durch alle Arten scharfer Kanten und Klingen

Wie?

Glatte oder gerissene Haut-Defekte unterschiedlicher Tiefe, Breite und Herkunft

Weil:

Klingen, scharfe Gegenstände oder Sägeblätter / -ketten

Was noch?

Feine oder klaffende, blutige Wunde;
Schmerzen;
Blutverlust;
Kreislaufbeschwerden;
Blässe

Merke:
Wenn viel Blut = hinlegen und Füße „hoch" (Schocklage)

Helfer-Maßnahmen

- ☐ Handschuhe anziehen
- ☐ Ansprechen / anfassen
- ☐ Stelle sichten
- ☐ **Notruf**
- ☐ Hinsetzen / -legen
- ☐ >> Kreislauf
- ☐ Körperteil ruhigstellen
- ☐ Wunde keimfrei bedecken
- ☐ Erhöht lagern
- ☐ Blutet nicht mehr? Gut.
- ☐ Blutet stark =
  Druckverband!
- ☐ >> NICHT am Hals
- ☐ >> Tuch aufdrücken
- ☐ Ständige Betreuung

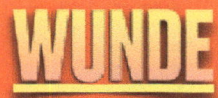

WUNDE

Was?

Haut-Defekt jeglicher Art

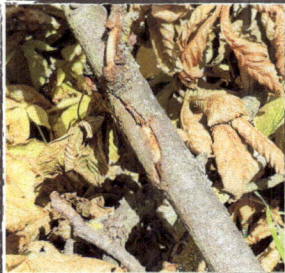

Schnitte;
(Ab)Risse;
Schürfungen;
Stiche;
Kratzer;
Verbrennungen;
usw.

Wie?

Ich glaube, das ist jedem klar. Aaaaber...

Weil:

...es so schön ist:

noch mal:

Feine oder klaffende, kleine oder große, meist blutige Verletzung der Haut.
Sie kann wehtun, brennen und erschrecken.
Sie kann harmlos- oder gefährlich sein.

Sie bietet soooo viele Möglichkeiten.

Bei Kindern bewirken Pflaster übrigens Wunder.

Helfer-Maßnahmen

- ☐ Handschuhe anziehen
- ☐ Ansprechen / anfassen
- ☐ Stelle sichten
- ☐ **Notruf**
- ☐ Hinsetzen / -legen
- ☐ >> Kreislauf
- ☐ Körperteil ruhigstellen
- ☐ Wunde keimfrei bedecken
- ☐ Erhöht lagern
- ☐ Wie schlimm?
- ☐ >> Pflaster reicht?
- ☐ >> lieber `n Verband?
- ☐ >> besser `n Druckverband?
- ☐ Ständige Betreuung

BISSWUNDE

Was?

Biss durch Viehzeug

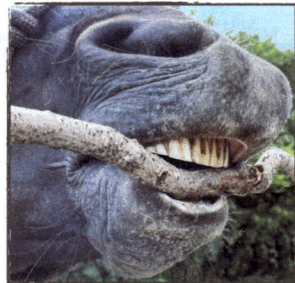

Häufig:
Hund, Katze, Maus
Hin & wieder: Mensch
Selten: Pferd
Und: Insekten

Wie?

Gerissene Haut-Defekte unterschiedlicher Tiefe, Breite durch (meist) tierische Bisse.

Weil:

Tier ist genervt / gereizt worden oder „doof im Kopp"

Was noch?

Feine oder klaffende, blutige Wunde;
Schmerzen;
Blutverlust;
Immer viele Keime;

>> Gegner unbedingt Trennen
>> Achtung: Eigenschutz

Helfer-Maßnahmen

- ☐ Handschuhe anziehen
- ☐ Ansprechen / anfassen
- ☐ Stelle sichten
- ☐ **Notruf**
- ☐ Hinsetzen / -legen
- ☐ >> Kreislauf
- ☐ Wunde mit Seife auswaschen
- ☐ Körperteil ruhigstellen
- ☐ Wunde keimfrei bedecken
- ☐ Erhöht lagern
- ☐ Wie schlimm?
- ☐ >> Pflaster reicht?
- ☐ >> lieber `n Verband?
- ☐ >> besser `n Druckverband?
- ☐ Ständige Betreuung

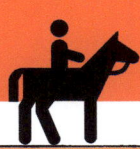

KOPFPLATZWUNDE

Was?

..ja nun.
Is klar,
oder?

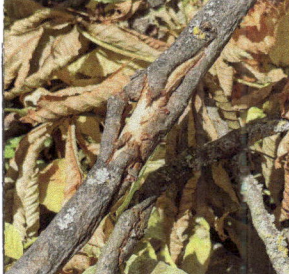

Leichter bis
schwerer Schlag
auf den Schädel;
Sturz;
Zu spätes
„ducken";
Usw.

Wie?

Sozusagen: `ne Wunde am Kopf

Weil:

Z.b. kein Helm am Start war.
Letztlich: irgendwas hartes
oder scharfes landete am
Schädel.

Was noch?

Feine oder klaffende, blutige
Wunde;
Oft kaum Schmerzen;
Immer viel Blut!
Kreislaufbeschwerden;
Blässe (irgendwo unter dem Blut)

Helfer-Maßnahmen

- ☐ Handschuhe anziehen
- ☐ Ansprechen / anfassen
- ☐ Stelle sichten
- ☐ **Notruf**
- ☐ Hinsetzen / Kopf hoch
- ☐ >> Kreislauf
- ☐ Blutung stillen
- ☐ Wunde keimfrei bedecken
- ☐ Wie schlimm?
- ☐ >> Pflaster reicht?
- ☐ >> lieber `n Verband?
- ☐ >> besser was drauf drücken?
- ☐ Ständige Betreuung

SKALPIERUNG

Was?

Abtrennung
der
Kopfhaut

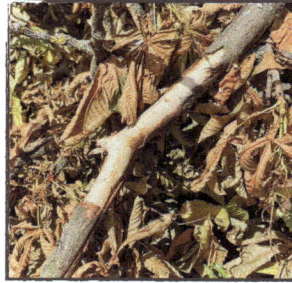

Schnitte / Risse
durch alle Arten
scharfer Kanten
und Klingen, die
an der Kopfhaut
ansetzen

Wie?

Sozusagen: auch `ne Wunde
am Kopf

Weil:

Z.b. ... die Sache mit dem
Helm.
Letztlich: meist ein scharfer
Gegenstand, der den Kopf
streifte.

Was noch?

Offene, klaffende, blutige
Wunde mit Hautlappen;
Oft krasse Schmerzen;
Oft viel Blut!
Kreislaufbeschwerden;
Blässe (ja, warum eigentlich? Ich
erklär`s noch...später)

Helfer-Maßnahmen

- ☐ Handschuhe anziehen
- ☐ Ansprechen / anfassen
- ☐ Stelle sichten
- ☐ **Notruf**
- ☐ Hinsetzen / Kopf hoch
- ☐ >> Kreislauf
- ☐ Ggf. Kompresse zwischen
  Schädel und Hautlappen
- ☐ Wunde keimfrei bedecken
- ☐ Wie schlimm?
- ☐ >> Pflaster reicht?
- ☐ >> lieber `n Verband?
- ☐ Ständige Betreuung

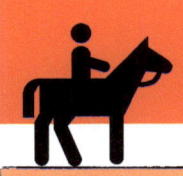

AMPUTATION

Was?

Körperteil-Abriss

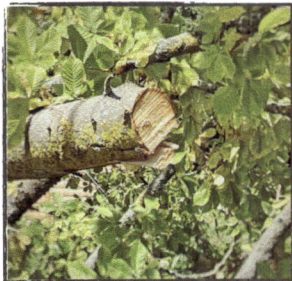

Abruptes Reißen, Hacken, Durchschnitt

Wie?

Abreißen / Abtrennen eines oder mehrer Körperteile

Weil:

Leichtsinn, Unachtsamkeit, Unfall

Was noch?

Blutet anfangs kaum, dann heftig.
Größe: Von - Bis: alles möglich.
(Meistens Finger, Hände, Füße)

Vorsicht:

Enthauptung und Rumpf-durchtrennung = tödlich

Helfer-Maßnahmen

- ☐ Handschuhe anziehen
- ☐ Ansprechen / anfassen
- ☐ Stelle sichten
- ☐ Notruf
- ☐ Hinsetzen / -legen
- ☐ >> Kreislauf
- ☐ Hochhalten und abdrücken
- ☐ Druckverband!
- ☐ Körperteil einsammeln
- ☐ >> eintüten
- ☐ Ständige Betreuung

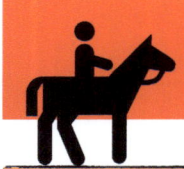

PFÄHLUNG

Was?

Fremd-
körper im
Körper

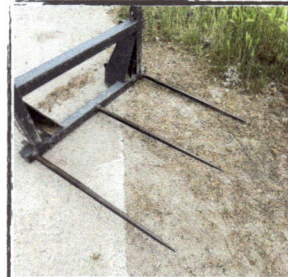

Bekannt durch
Dracular.
Durchspießung
des Körpers mit
Pflöcken, Pfosten,
Zäunen,
Mistgabeln usw.

Wie?

Sturz, Aufprall, Abrutschen,
fliegende Gegenstände

Weil:

Leichtsinn, Unachtsamkeit,
Unfall

Was noch?

Klein: Nagel durch Fuß
Groß: Stangen, Mistgabeln,
Äste, o.ä.
Alles, was sich in den Körper
bohren kann

Vorsicht:

Fremdkörper auf keinen Fall
entfernen / raus ziehen!

Helfer-Maßnahmen

☐ Handschuhe anziehen
☐ Ansprechen / anfassen
☐ Stelle sichten
☐ Notruf
☐ Hinsetzen / -legen
☐ >> Kreislauf
☐ Ruhigstellen
☐ Fremdkörper drin lassen
☐ Fremdkörper umpolstern
☐ Wunde keimfrei bedecken
☐ Mit Bewusstseins-
  störungen rechnen
☐ Ständige Betreuung

GEHIRNERSCHÜTTERUNG

Was?

Gehirn erleidet Erschütterung

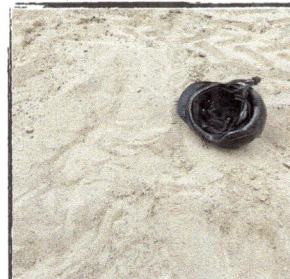

Leichter bis schwerer Aufprall des Kopfes

Wie?

Alles, was den Kopf ordentlich durch rüttelt oder gegen ihn schlägt.

Weil:

Leichtsinn, Übermut, Unfall

Was noch?

Von leichtem Schwindel; heftigem Kopfschmerz, Erinnerungslücken bis SHT alles möglich

Vorsicht:

Innere Verletzungen möglich. Unbedingt vom Arzt checken lassen!

Helfer-Maßnahmen

- ☐ Handschuhe anziehen
- ☐ Ansprechen / anfassen
- ☐ Kopf sichten
- ☐ **Notruf**
- ☐ Hinsetzen / Kopf hoch lagern
- ☐ „Beule" kühlen
- ☐ Bewusstsein checken
- ☐ Mit Erbrechen rechnen
- ☐ Mit Verwirrtheit rechnen
- ☐ Mit Bewusstseinsstörungen rechnen
- ☐ Ständige Betreuung

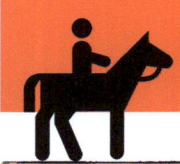

SCHÄDELHIRNTRAUMA

Was?

Schädel und / oder Gehirn sind verletzt

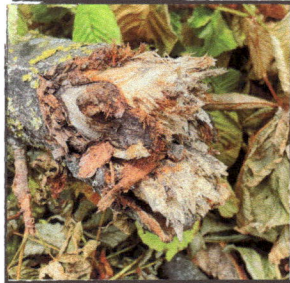

Heftiger Aufprall, sichtbar oder versteckt, schwere Folgen möglich

Wie?

Alles, was ordentlich von außen gegen den Kopf donnert oder innere Verletzungen (z.B. Blutung)

Weil:

Unfälle, Leichtsinn, Übermut

Was noch?

Von leichtem Schwindel; Kopfschmerz, Erinnerungslücken bis Kreislaufstillstand ist alles möglich

Vorsicht:

„Ich will nicht ins Krankenhaus" ... zählt hier nicht!

Helfer-Maßnahmen

- ☐ Handschuhe anziehen
- ☐ Ansprechen / anfassen
- ☐ Kopf sichten
- ☐ **Notruf**
- ☐ Hinsetzen / Kopf hoch lagern
- ☐ „Beule" kühlen
- ☐ Bewusstsein checken
- ☐ Mit Erbrechen rechnen
- ☐ Mit Verwirrtheit rechnen
- ☐ Mit **Bewusstlosigkeit** rechnen
- ☐ Ständige Betreuung
- ☐ >> auch, wenn bewusstlos (**Ohnmacht**)

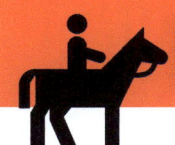

WIRBELSÄULENTRAUMA

Was?

Verletzung der Wirbel-säule

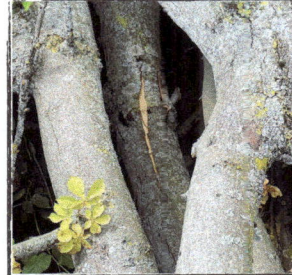

Heftiger oder ungünstiger Aufprall auf den Rücken

Wie?

Heftige Einwirkungen von außen auf die Wirbelsäule

Weil:

Meistens: Unfälle

Was noch?

Von leichtem „autschen", starken Schmerzen bis Rollstuhl alles möglich

Vorsicht:

Patienten auf keinen Fall bewegen.
Immer mal wieder **„ins Bein zwicken"**

Erklärung im **Grünen Bereich**

Helfer-Maßnahmen

- ☐ Handschuhe anziehen
- ☐ Ansprechen / anfassen
- ☐ Kopf sichten
- ☐ **Notruf**
- ☐ Lage nicht verändern
- ☐ Von allen Seiten stabilisieren
- ☐ Bewusstsein checken
- ☐ Wunden versorgen
- ☐ Ständige Betreuung

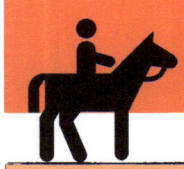

POLYTRAUMA

Was?

Mehr als 3 Verletzungen zeitgleich

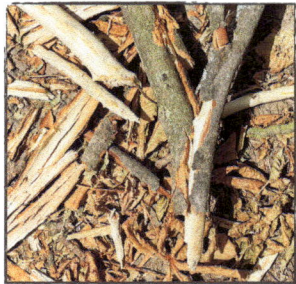

Da wollt`s einer wissen oder hatte echt Pech.
Wenn, dann richtig.

Wie?

Heftige oder viele Einwirkungen von außen

Weil:

Meistens: Unfälle

Was noch?

Von leichtem „autschen", starken Schmerzen bis Reanimation alles möglich

Vorsicht:

Patienten auf keinen Fall bewegen.
Regelmäßig Bewusstsein kontrollieren.

Helfer-Maßnahmen

- ☐ Handschuhe anziehen
- ☐ Ansprechen / anfassen
- ☐ Körper nach Verletzungen abtasten
- ☐ **Notruf**
- ☐ Lage nicht verändern
- ☐ Von allen Seiten stabilisieren
- ☐ Bewusstsein checken
- ☐ Wunden versorgen
- ☐ Ständige Betreuung

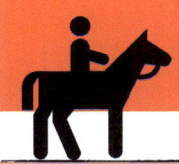

ATEMNOT

Was?

Da bekommt einer schwer oder gar keine Luft.

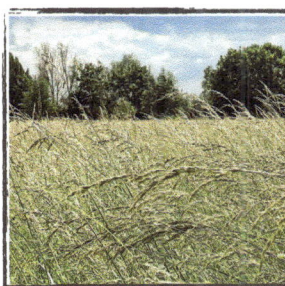

Störung der Atmung durch z.B. Sturz, Allergie, Aufregung, Asthma

Wie?

Aus unterschiedlichen Gründen ist die Atmung (etwas oder massiv) gestört.

Weil:

Allergien, Verschlucken, Insektenstich, Asthma, COPD, Strangulation

Was noch?

Kann sich schnell wieder geben, kann aber genauso schnell tödlich werden.

Vorsicht:

Nicht zu lange „probieren". Mit Sauerstoffmangel kommt der Körper so gar nicht klar.

Helfer-Maßnahmen

- ☐ Handschuhe anziehen
- ☐ Ansprechen / anfassen
- ☐ Hautfarbe? Atemgeräusch?
- ☐ Notruf
- ☐ Oberkörper hoch lagern
- ☐ Atemerleichternde (Sitz)-Haltung
- ☐ Enge Kleidung lockern
- ☐ Allergie? Ortswechsel.
- ☐ Eigene Medikamente?
- ☐ Beruhigen
- ☐ Ggf. Atemkommandos
- ☐ Bewusstsein checken
- ☐ Ständige Betreuung

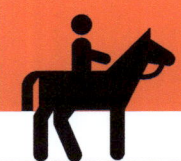

BEWUSSTLOSIGKEIT

Was?

Wie schlafen, nur **lebensgefährlich**

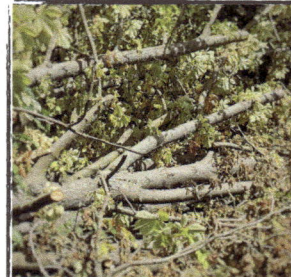

Bekannt als „ohnmächtig sein"

Gefahr, dass Atmung und Kreislauf auch aussetzen

Wie?

Hier könnten endlos viele Beispiele stehen. Letztlich muss klar sein, dass der Bewusstlose dringend Hilfe braucht!

Weil:

..jämmerliches Ersticken droht.

Was noch?

Geht behutsam mit ihm um.

Vorsicht:

Helm ausziehen und KEIN Kissen unter den Kopf. Der Kopf muss der tiefste Punkt sein, damit Erbrochenes ablaufen kann

Helfer-Maßnahmen

- ☐ Handschuhe anziehen
- ☐ Ansprechen / anfassen
- ☐ **Atmung?** Vorhanden!!
- ☐ **Notruf**
- ☐ **Stabile Seitenlage!**
- ☐ Ständige Betreuung

REANIMATION

Was?

Herz-Lungen-
Wieder-
Belebung

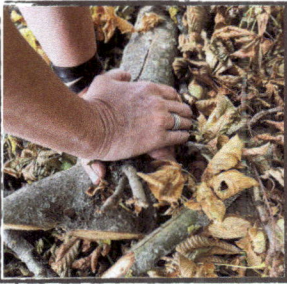

Kein Kreislauf

Kein Bewusstsein

Keine Atmung

Wie?

Eigentlich völlig egal.. außer geht um deine **Sicherheit**.

Weil:

...ein toter Retter ist kein Retter - der ist tot.

Was noch?

Hab keine Angst! **Leg los**, du **kannst nichts kaputt machen**. Ganz im Gegenteil.

Vorsicht:

Bitte nicht zögern.. es zählt wirklich jede Minute.

Danke für deine Hilfe!

Helfer-Maßnahmen

- ☐ Handschuhe anziehen
- ☐ Ansprechen / anfassen
- ☐ Atmung? Vorhanden?
- ☐ Atmung nicht normal
- ☐ **Notruf**
- ☐ **(SAGEN, wenn man deren Anleitung braucht!)**
- ☐ **2x Beatmung**
- ☐ **30x Drücken usw.**
- ☐ Helfer ablösen
- ☐ >> anstrengend!
- ☐ Erst aufhören, wenn:
- ☐ >> Lebenszeichen
- ☐ >> Rettungsdienst da

- ☐ Betreuung für die Helfer! Auch danach!

GRÜNER BEREICH

Hallo DU. Ich freue mich, dass du es bis hier her geschafft - na ja, oder vorgeblättert hast. Ganz egal, du bist da. Das ist schön.
Hier im **grünen Bereich** möchte ich einfach noch ein paar Sachen loswerden und erklären, die für mich normal klingen, für dich aber seltsam wirken könnten. Demnach folgt jetzt eine etwas ausführlichere, aber „leichte Lektüre". Legen wir los.

(Poly) Trauma:
Eine meist schwerwiegende Verletzung von außen. Heißt z.B. Schläge oder Tritte, die den Körper erwischen und für (oft erheblich) Schaden sorgen. „Poly" steht für „viele".. also z.B. wenn ein Fußballfans ordentlich vermöbelt wurde, geht er aus der Sache meist mit mehreren Traumata raus. Übrigens zählt ein Rippenbruch als ein Trauma. Bei allem mehr, als drei Rippen sprechen wir von einem Polytrauma.

Hämatom:
Alles, was mit innerlichen Blutansammlungen zu tun hat. Blaue Flecke, Veilchen usw.

Schonhaltung:
Natürlich gibt es empfohlene Schonhaltungen. Eine sehr bekannte ist das Krümmen bei Bauchschmerzen. Jeder, der mal einen Pups quer sitzen hatte, kennt es. Die selbe

Haltung nimmt der Mensch bei so ziemlich allen Schmerzen im Bauchraum ein. Die Ursache ist hierbei nahezu egal. Ob Magen-Darm, Huftritt oder Schlägerei.. die Haltung wird sich sehr ähneln. Aus diesem Grund wird sie gerne empfohlen. Genauso haben sich viele andere Haltungen etabliert, die das eine oder andere WehWeh leichter ertragen lässt. Das schützende Festhalten des gebrochenen Armes, das Zuhalten des schmerzenden Auges, das erhöhte Halten von gequetschten Händen und so weiter. Du weißt, was ich meine.

Dennoch gibt es einige seltene Exemplare der Gattung Mensch, die für sich eine ganz eigene Schonhaltung finden und diese selbst auf unser qualifiziertes Anraten nicht verlassen möchten. Auch das ist vollkommen in Ordnung. In diesem Fall können wir nichts weiter machen, als Bewährtes nett vorzuschlagen. Ob der Mensch das dann auch ausprobiert - bleibt ihm überlassen.

Druckverband:

Selbstverständlich gibt es diese eine, absolut richtige Art des festen Wickelns. Doch dafür brauchen wir wieder den noch gut gefüllten EH-Kasten und Zeit. Wer einen Druckverband verpasst bekommt, der hat nicht nur ne kleine Schürfe. Der hat ein richtiges Problem, das außerdem auch sehr bald für eine waschechte Sauerei sorgt. Hier wird nicht gekleckert, hier wird mit körpereigenem Blut eine voll funktionstüchtige Wasserpistole in Action imitiert.

Als gib Gas!

Hast du zufällig keine Mullbinden einstecken, hilf mit dem, was du hast. Kann man damit nicht wickeln, ist das egal. **Drück`s drauf.**
Hast du aber tatsächlich was zum Wickeln dabei, dann wickel fest. Die Adern dürfen ruhig hervortreten. Auch hier: keine Angst, der „Arm" fällt nicht- und stirbt auch nicht ab. Aussagen wie: „Ohje, das ist aber fest... mach`s bitte lockerer... bla blubb..", werden von uns gekonnt ignoriert, aber gerne erklärt. Hier wird keine hübsche Handtasche umgehängt, hier wird verhindert, dass der Mensch verblutet. Der Mensch wird es aushalten und kommt damit ja auch hoffentlich schnell ins Krankenhaus. (Heißt zeitgleich: Notruf nicht vergessen!) Dort wird sich um alles Folgende gekümmert.

Blässe:

Der Mensch hat für gewöhnlich eine sanft rosige Hautfarbe. Je mehr sich ein Mensch anstrengt oder aufregt, also der Blutdruck steigt, um so rosiger wird die Haut. Beim Choleriker wird es auch gerne mal rot.
Die Blässe ist das krasse Gegenteil. Hier fehlt die gewöhnliche Menge Blut im Körper. Die vielen kleinen Äderchen werden viel weniger durchblutet und verlieren damit die Kraft des rosigen Daseins. Das Blut versackt in diesem Moment irgendwo hin, wo es eigentlich nichts verloren hat. Meistens Richtung Schwerkraft - also nach unten. Ja oder raus in die große, weite Welt.

Schocklage:

„Ach du grüne Neune! Jetzt hab ich mich aber erschreckt!" ... oder „Alter! Das hat mich einfach geschockt!" — sind KEIN Schock! Jedenfalls nicht medizinisch gesehen.

Von einem **Schock** sprechen wir, wenn es sich um einen relativen- oder tatsächlichen Blutverlust handelt. Bedeutet: Entweder befindet sich das Blut zwar noch **im** Körper, aber falsch verteilt. Oder: Das, doch irgendwie zum Leben notwendige Blut hat den Körper verlassen. Es schmiert also gerade irgendwo auf Klamotten, Wänden oder Boden rum - was es doch gar nicht darf. Denn dann befindet sich jener, welcher Körper in Lebensgefahr. Klar, je nach Menge.

Zur Blutspende zu gehen und sich `nen halben Liter abzapfen zu lassen, ist kein Problem. Meistens. Auch hier sind Menschen zu beobachten, die anschließend aus den Latschen kippen. Ab `nem Liter wird es aber echt kritisch.

Es stimmt zwar, dass herumliegendes Blut -immer- nach sehr viel aussieht und wir schnell denken „hoppla, der ist gleich leer" ... aber es sieht meist nach mehr aus, als es wirklich ist.

Trotzdem: wenn es dir nach „viel zu viel" aussieht und es vielleicht sogar noch munter blubbernd aus dem Menschen am rauslaufen ist - ist das nicht gut!

Wie erkennst du also, ob es Pillepalle- oder doch gefährlich ist?
Ganz einfach:
Rennt der Mensch noch mit rosiger Haut und bester Laune herum, ist es erst mal harmlos.
Entscheidet sich der Körper aber irgendwann um und es ist noch keine Hilfemaßnahme erfolgt, nimmt er die Sache selbst in die Hand.
Er signalisiert seiner Umwelt anhand zunehmender Blässe und ggf. seltsamer Äußerungen, dass er im

Begriff ist nachzugeben. (Guter Zeitpunkt zum Hinsetzen - besser noch Hinlegen)
Passiert das nicht durch einen Helfer, dann regelt das der blutende Körper selbst. Er fällt um. Diese Kopfplatzwunde können wir ihm also sehr einfach ersparen. Und uns zeitgleich das Versorgen einer weiteren Verletzung. Ist der Körper dann noch immer nicht zufrieden und schaltet auf den Notstrom um, ist folgendes zu bemerken:

☐ die Blässe bleibt
☐ der Puls steigt
☐ der Blutdruck erst auch, wird dann aber bald die Grätsche machen
☐ der Mensch beginnt zu frieren (Blut hält uns warm)
☐ es droht ihm dusselig zu werden und wenn wir nicht bald helfen:
☐ Bewusstlosigkeit.

(Kästchen zum Ankreuzen, damit du den aktuellen Status abchecken kannst. Je weiter unten ein Haken landet, um so schlechter steht es um den Menschen.)

Sei so nett und fange nicht jetzt mit Experimenten an. Es gilt die Eskalation zu vermeiden.

Abdrücken:
Ist ein Druckverband nicht möglich, drücken wir irgendwas feste drauf. Mit viel Fingerspitzengefühl können wir auch versuchen die betroffene Arterie ausfindig zu machen und gezielt abzudrücken. Meistens gestaltet sich das als recht schwierig. Ein Treffer liegt vor, wenn es aufhört zu spritzen.

Auch hier sind lange Versuche nicht angebracht. Bleibt der Treffer aus, drück was drauf. Gut is.

Eintüten:

Klingt fies, ist es aber nicht.

Schlenderst du also gerade über die Koppel, um dein Pony einzufangen und stolperst dabei über einen Menschen, der seine Hand schützend vor seiner Brust hält und irgendwas von abgetrennten Fingern brabbelt - schau etwas genauer hin.

Schön wäre, wenn erst der Mensch mit einem Druckverband oder ähnlichem versorgt würde, bevor der Finger gesucht wird.

Kommt ein weiterer Pferdefänger dazu, klärt wer bei dem Patienten bleibt und wer versucht den Finger zu finden.

Tipp: haltet Hunde fern.

Ist das gute Stück gefunden, sammelt es auf. Jaaa, kann eklig sein, aber anders ... naja.. holt den Hund halt doch dazu.

Besonders schön wäre jedoch, wenn der Finger gesichert, möglichst keimfrei / keimarm eingepackt und in eine Tüte gestopft würde, um ihn dann samt Patienten in ein Krankenhaus zu schaffen.

Die Fleißaufgabe lautet: Kühlt das Teil, aber werft es nicht in den Froster. Gefrierbrand und so..

Beschließt ihr das Fingerlein mit Wasser zu kühlen, packt es vorher wasserdicht in eine Tüte.

*Daumen hoch (wenn noch da)

Anfassen:

Wir wollen unsere guten Manieren nicht vergessen.
Anfassen - nicht fummeln!
Meines Erachtens ist die beste Stelle zum Anfassen die
Schulter. Das kennt und kann jeder. Vom Trösten, vom
Motivieren, vom Loben, vom Anteilnehmen, vom
Bestätigen und und und.
Bei allem, was dafür spricht sei trotzdem nicht
aufdringlich, nur „weil das in `nem Buch steht!".
Manche Menschen vertragen in solchen Situationen
keine Berührung oder Nähe. Wenn sich der angestrebte
Mensch bei Berührung also anfängt seltsam zu winden
und wegzudrehen oder gar nach deinen Händen zu
hauen... Hör einfach auf. Das ist ok.

Keimfrei

Das ist natürlich immer wünschenswert. Aber leider nicht
immer machbar. Wenn ihr im Stall einen noch haltbaren ..
ok, ich korrigiere. Haltbar ist vieles. Ich meine „nicht
abgelaufenen" Erste-Hilfe-Kasten habt, dann könnte es
klappen. In der Regel sind die Dinger jedoch abgelaufen,
mit Glück mal neu befüllt worden und meistens in der
Hektik nicht auffindbar.

(Wenn du gar nicht weißt, wo das Teil gehortet wird, frag doch
einfach mal nach. Oft entwickelt sich daraus ein lustiges und
dynamisches Gruppenspiel.)

Fakt ist, dass es im Notfall schnell gehen muss. Bei einer
Schürfwunde kann man sich schon mal Zeit lassen, aber
wenn es richtig spratzelt, ist Eile geboten. Hier sollte
nicht die meiste Zeit mit der Suche nach diesem EH-
Kasten vergeudet werden. Nutze das, was du grade
bei dir hast oder schnell greifbar ist. Dann ist es halt das

T-Shirt oder ein Geschirrtuch, oder die Bandage. Hauptsache ist, die Blutung wird gestillt. Man muss hier schlicht abwägen, was schlimmer ist. Kaputt, weil blutleer oder `ne Weile Antibiotika schlucken, um ein paar Bakterien loszuwerden.

Tipp:
Pony`s Popo-Lappen muss es jetzt nicht unbedingt werden. Außer ihr mögt die Person so gar nicht.
Neeeein.. war`n Scherz!

Aber schaut euch doch mal um, was jetzt in diesem Moment greifbar wäre.

Bewusstseinsstörung:
Unser Bewusstsein zeichnet sich durch die räumliche und zeitliche Orientierung aus. Wenn wir dann noch fehlerfreie Angaben zur eigenen Person und dem Alltagsgeschehen machen können - ist alles super.

Eine Störung liegt vor, wenn das alles nicht mehr so klappt oder durch Kaudawelsch ersetzt wird.
Ein passendes Beispiel sind: Besoffene.

Doch wo bliebe der Spaß, wenn es so einfach wäre?!
Nicht jeder, der Sinnloses brabbelt, ist betrunken. Auch verschiedene Verletzungen und Krankheiten können das verursachen.

Einige Beispiele:
- ☐ der Zuckerkranke im Unterzucker / Überzucker
- ☐ der, der eine abgezwiebelt bekommen hat
- ☐ der mit Sauerstoffmangel
- ☐ der mit dem Sonnenstich
- ☐ der mit Flüssigkeitsmangel

- [ ] der, der einen epileptischen Krampfanfall hinter sich hat
- [ ] usw.

Einfach mal sondieren, was der Fall sein könnte.

Ohnmacht:

Ein typischer Begriff aus der Umgangssprache. Gemeint ist entweder eine Bewusstsseinstörung, eine Bewusstlosigkeit oder schlicht dieser Moment, in der man nicht in der Lage ist zu reagieren. Man ist „ohne die Macht" seinen Körper zu beherrschen.

In`s Bein zwicken:

Nein, wir wollen den Patienten nicht auch noch zusätzlich ärgern, sondern dessen Sensibilität testen. Das muss nicht zwangsläufig das Bein sein. Auch wenn der Arm gebrochen scheint, können wir einfach mal über den Bereich „dahinter" streichen, um herauszufinden ob der Mensch das spürt.
Spüren = prima
Nix spüren / Kribbeln / Taubheitsgefühl / anders, als sonst = nix gut.

In dem Fall stimmt was nicht und das sollte auf jeden Fall im Krankenhaus untersucht werden!

Grüner Bereich:

Ich würde diese Seiten ja gerne irgendwie in sanftem Grün einfärben ... aber ich weiß grade nicht, wie das geht.

Nichtsdestotrotz: **Willkommen**. Auch wenn er nur so getauft werden konnte - Du befindest dich aktuell im grünen Bereich.

Hautfarbe:

Warum auch immer, sind wir tatsächlich von Natur aus in der Lage eine gesunde Hautfarbe zu erkennen. So `ne normale eben.. (Also diese Echte. Die, die sich **unter** den eventuell vorhandenen zig Schichten Make-up und sonstigem Bapp befindet.)
Erkennen wir, dass die Farbe anders aussieht fluppt uns schnell ein „du bist aber blass um die Nase" oder „alles ok? Du hast so `nen knallroten Kopp.." raus.

Aber Achtung! Unser Körper hat noch ein paar Farben mehr auf Lager.

Rosig bei eher helleren Typen und gesund-braun bei dunkleren - kennen wir.
Blässe - erkennen wir.
Rot - sehen wir, wenn sich einer anstrengt oder arg sauer ist. Auch der mit einem dauerhaft zu hohem Blutdruck leuchtet uns so entgegen. Ein klassischer Fall von ausgeprägter Durchblutung.
Blau / lila - sehen wir oft bei Menschen, denen es zu kalt ist. Bei Kindern wird das schnell an blauen Lippen identifiziert. Auch solche, die meinen in zugefrorene Gewässer einstürzen zu müssen, nehmen meist diese Farbe ein.
Gelb - hat meistens mit Krankheiten bestimmter Organe zu tun.
Übertrieben Rosa - entweder zu viel Schminke oder noch schlimmer: `ne Vergiftung durch Gase.

Grün - klare Sache von Hulk.

Grau-blau (Aschfahl) - da stimmt was mit der Durchblutung nicht. Wird gerne bei Herzinfarkten benutzt.

Blasses Grau-gelb - betrifft häufig die, die schon etwas länger in der Kühlung liegen.

Weiß - viiiiiel zu wenig Blut im Körper! In der Regel gibt es hier keinen Kreislauf mehr. Befinden sich auf der Unterseite (Auflagefläche) des Körpers zusätzlich lila Flecken ... wie soll ich sagen. Dann ist es nett den Fund per Notruf zu melden. Nach dem Rettungsdienst wird vermutlich der Bestatter antraben.

Schwarz - *weich* mit eventuell lebendem Inhalt in Form von Krabbelzeug. Finger weg, Keinen hinlassen und wie vorhin: Notruf.

Schwarz - eher *knusprig...* deutet auf extreme Hitze hin. Handelt, wie bei den beiden zuvor genannten.

Atemgeräusch:

Für gewöhnlich atmen wir Menschen zum Glück recht geräuschlos. Es geht aber auch anders und dann ist irgendwas nicht so, wie es sein sollte. Schnarchen zum Beispiel. Oder dieses Röcheln und Brodeln, das uns unweigerlich an „fertigen Kaffee" denken lässt. Auch dieses giemende und pfeifende Luftziehen ist manchen ein Begriff. Oder der japsend rausgepresste Atem bei Asthmakranken.

Bei Bewusstlosen in Rückenlage ist zeitweise ein lustiges Blubbern gar nicht so selten. Wenn das zu hören ist, sollte bitte flott gehandelt werden.

Bei den anderen übrigens auch. Und warum?

Kurz und bündig: Weil ohne Atmung - kein Leben.

Wir brauchen Sauerstoff. Immer. Jeder.

Atemerleichternde Sitzhaltung:

Die ist eine tolle Erfindung. Ach warte. Eigentlich nimmt die jeder von ganz alleine ein, wenn er Atemnot hat. Sollte das nicht der Fall sein, können wir darauf hinweisen und sie zur Not auch vormachen. In den meisten Fällen wird sie gerne angenommen.
Die atemerleichternde Haltung ist auch ganz einfach anzuwenden.
Im Sitzen: Der Patient wird am besten auf den Boden gesetzt und aufgefordert, sich mit beiden Armen auf dem Boden abzustützen. Dabei müssen die Arme durchgedrückt und die Schultern angehoben sein.
Im Stehen: Der Patient wird an einen Tisch o.ä. manövriert und angehalten sich mit den Armen daran abzustützen. Auch hier sollte der Schultergürtel angehoben werden. Und warum? Was hat das mit den Schultern zu tun??
Dort und in der umliegenden Region befinden sich die Atemhilfsmuskeln, die genau so aktiviert werden.
Gut, ne?!

Allergie:

Wer Heuschnupfen hat - bitte aufzeigen. Herzlichen Glückwunsch, das ist eine Allergie. Grundsätzlich kann der Mensch auf alles organische allergisch sein. Es gibt Allergien, die so ziemlich jeder kennt und manche, die weniger oft auftauchen. Aller haben aber eines gemein: sie kann richtig fies bis tödlich werden.
Wenn man etwas „nur nicht verträgt" ist das schon unangenehm, aber allergisch zu sein... das ist noch mal eine ganz andere Nummer.

Anfänglich macht sie sich per Juckreiz, Pusteln Rötungen und Schwellungen bemerkbar. Und wie immer in der Medizin: bei allem gilt - alles kann / nichts muss. Es *kann* also sein, dass der Mensch erst mal mit Juckreiz einsteigt. Der Juckreiz *muss aber nicht* zwangsläufig schon da gewesen sein, bevor er eine Atemnot entwickelt.

Unter Umständen kann demnach ein schnelles Erkennen und Alarmieren des Rettungsdienstes ein Leben retten. Was oft harmlos beginnt, kann sich binnen Minuten zu einer extrem gefährlichen Sache entwickeln.

Sind äußere Umstände schuld (beispielsweise Pollen), ist es ratsam den Menschen davor zu schützen.

Das kann also bedeuten, dass wir entweder den Menschen aus dieser Situation raus schaffen oder ihn davon abhalten, weitere Nüsse zu essen.

Der Zeitabstand zwischen „nee nee, alles ok" und akuter Atemnot kann sehr, sehr kurz sein.

Beobachtet diesen Menschen gut und bleibt auf jeden Fall in Alarmbereitschaft.

Tipp: Nein! Es wird **kein Luftröhrenschnitt** durchgeführt! Wir heißen nicht McGyver und auch Ärzte müssen diesen Eingriff regelmäßig üben, um ihn beherrschen zu können. Also: Notruf. Lieber einmal zu viel, als ein mal zu wenig.

Eigene Medikamente:

Gerade Allergiker oder Lungenkranke haben oft eine ganze Batterie an Medikamenten dabei. Da kann man gerne mal fragen, ob was am Start ist und man es holen soll. **Einnehmen** muss er es selbst. Denn rechtlich gesehen, dürfen wir das nicht. Ist halt so.

Tipp:

Bitte kommt auch nicht auf die Idee in einen lustigen Medikamenten-Tausch überzugehen. Nur weil etwas bei dir wirkt, heißt das nicht, dass der andere das auch verträgt.

Ihr kommt in eine rechtlich echt miese Lage, wenn -das- schief geht.

Atemkommando:

Man kennt es aus Film und Fernsehen oder live aus Geburtsvorbreitungskursen. Atmen auf Kommando eines anderen. Wir wollen uns kurz an die regulären Atemzüge pro Minute erinnern. Wie viele waren das noch? Richtig: beim Erwachsenen ca. 12-15.

Schnauft er deutlich zu oft, versuchen wir ihn durch vormachen dazu zu bekommen langsamer zu machen. Neigt er eher dazu die Sache mit dem Schnaufen sein zu lassen, motivieren wir ihn, doch etwas mehr Gas zu geben.

Wir geben nette Kommandos, die das gewünschte Ziel erbringen sollen.

Eine Besonderheit stellt der Asthma-Anfall dar. Hier ist nicht das Einatmen das Problem, sondern das Ausatmen. Wendet die Lippenbremse an. HALT STOPP! Nicht das Stück Holz mit Seil vorne dran!!

Ich meine eine Art der Ausatmung. Dabei soll der Betroffene beim Ausatmen die Lippen fest aufeinander pressen und versuchen, durch sie hindurch die Luft raus zu lassen. Durch den verursachten Druck wird es klappen.

(Und jetzt sei so lieb und bring das Holzteil wieder zurück in die Kammer!)

Atmung:

Eigentlich haben wir dazu alles wichtige gesagt. Atmen ist wichtig, die Frequenz liegt beim Erwachsenen bei regulär 12-15x pro Minute und seltsame Geräusche sind ungesund. **Spätestens**, wenn der Mensch anfängt sich in einen Schlumpf zu verwandeln, sollte der Notruf getätigt werden.

Stabile Seitenlage:

Musik an:

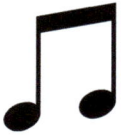

Tausend mal gesehn - tausend mal ist nix geschehn.
Tausend und eine Nacht..da hat es bös`gekracht.

Egal durch welche Ursache. Ist ein Mensch bewusstlos - **MUSS** er in die stabile Seitenlage gebracht werden. Bewusstlosigkeit heißt, dass dieser Mensch nicht mehr mit uns spricht, nicht mal mehr brabbelt - nichts, nada, nope. Es ist, als würde er tief und fest schlafen. So tief, dass er nicht erweckbar ist. Der unterschied ist, dass vorher irgendwas geschehen sein muss.
Was, werden wir oft nicht herausfinden.
Wird er nicht auf die Seite gedreht, läuft er Gefahr an seinem Erbrochenen oder Blut zu ersticken. Wenn nicht das, bliebe noch eine kraftlose Zunge übrig, die erschlafft einfach absackt und seine Atemwege blockiert. Wir sprechen also vom **Ersticken**. Weder für den Wachen, noch für den „Schlafenden" `ne schöne Sache!
Also rettet ihm bitte das Leben und dreht ihn um. In einem EH-Kurs lernt ihr, wie das schön gebastelt wird.

Wenn das später genau so aussieht, dann gehört ihr zu den Profis. Aber die Optik ist im wahren Leben nicht wichtig. Die Seitenlage muss funktionieren! Selbst, wenn ihr ihn nur auf die Seite dreht und so festhaltet, ist das super. Ihr könnt den Menschen auch mit allem, was ihr habt, von beiden Seiten stützen.. wie auch immer. Nur: macht es auch!

Und warum die Seite? Warum nicht auf den Bauch? Ganz einfach. Liegt der Mensch auf Rücken oder Bauch, ist der Mund nicht der tiefste Punkt und der Kehlkopf das Problem. In der Bauchlage liegt der Mund zwar unten, aber ein dauerhaftes Überstrecken des Halses ist fast unmöglich. Erbrochenes kommt also bis zum Kehldeckel und macht, was Flüssigkeit so macht, wenn es auf ein Hindernis trifft. Es entscheidet sich für den einfachsten Weg. Es läuft zurück oder bleibt stehen. Dann ist da auch noch dieser Fleischlappen namens Zunge. Schlecht. Gaaaanz schlecht.

Liegt der Mensch aber auf der Seite, schaffen wir ein natürliches Gefälle. Jetzt macht die Sache Sinn, oder? Magen höher als Kehlkopf - Kehlkopf höher als Mund - Suppe kann ablaufen und die Zunge kann jetzt auch keinen Schaden mehr anrichten. Cool, oder?

Und **das** sollte nun auch erklären, warum es so richtig kontraproduktiv ist dem armen Kerl, der durch unser Gebastel grade auf einem guten Weg war, ein Kissen unter den Schädel zu legen. Oder den Helm nicht auszuziehen. Das kommt einem Todesurteil gleich. Also macht das bitte nicht und dreht ihn einfach nur auf die Seite.

(Und bevor einer fragt: Ob links oder rechts... ist euch überlassen. Macht es vielleicht vom Platz abhängig. Oder davon, ob er im Hang liegt und trotz Seitenlage der Mund „oben" bliebe.)

„Du kannst nichts kaputt machen"

Eindeutig ist hier die Rede von der Herz-Lungen-Wiederbelebung.
Bei allem anderen passen wir nämlich darauf auf, nichts schlimmer zu machen. Wir haben immer das Betreben es besser zu machen. Richtig? ..Richtig!
*zufriedenes Nicken

Bei der HLW wollen wir uns aber folgendes zu Gemüte ziehen: **Wieder** - Belebung. **RE** - Animation. Was sagt uns das? Wieder richtig. Da ist gerade -nichts-. Nichts, was wir kaputt machen können.
Kein Kreislauf, kein Bewusstsein, keine Atmung.

Unser Ziel ist es genau diese drei Komponenten **wieder** herzustellen. Von alleine wird er nicht mehr anfangen. Prinzipiell ist hier jemand tot. Und wer tot ist, bleibt es in der Regel auch. Außer:
Es kommt jemand daher, der versucht ihn **zurück** zu holen. Jemand - sind wir.

Wir **beatmen**, weil er es selbst nicht mehr kann - aber Sauerstoff braucht.
Wir **drücken auf seinem Herzen** rum, weil es das selbst nicht mehr kann. Ohne Herzschlag kein Puls, ohne Puls keine Versorgung der Organe.

Re-animieren wir also nicht - wird sich nichts mehr verändern.

„Ja, aber was ist, wenn ich dem eine Rippe breche?"

Dann hat er eine gebrochene Rippe. Und wenn er das Ganze überlebt sagt er zu der Rippe: „Hurra, ich lebe noch!"
Was ist also schlimmer?
6 Wochen Schmerzen beim Lachen oder ... tot.

Na klar bekommen wir nicht jeden zurück, das muss ins klar sein. Aber den, den wir zurück bekommen - für den lohnt es sich.
Ja, ich gebe auch demjenigen Recht, der fragt: „und was, wenn er danach ein Pflegefall ist?".
Das kann passieren. Ohne Zweifel. Aber wenn wir nur diesen Gedanken im Kopf haben, nehmen wir ihm auch die Chance darauf, dass es wieder gut wird.
Ebenfalls kann es sein, dass unsere Bemühungen „umsonst" scheinen, weil dann plötzlich der Rettungsdienst und ein Notarzt die Sache übernehmen und irgendwann beenden. Notiert wird ein Todeszeitpunkt und vielleicht wird sogar noch die Kripo dazu gerufen. Das kann einem hart zusetzen.

Doch haltet euch vor Augen: Wenn eine Chance bestand, dann nur weil ihr angefangen habt.
Und manchmal... soll es einfach so sein, wie es ist.

Macht euch bewusst, dass ein solches Erlebnis schwer zu ertragen sein kann. Vor allem - danach. Sprecht darüber, seid füreinander da und lasst keinen allein, der damit zu kämpfen hat.

Und genau das Gleiche gilt es zu sagen, wenn ihr es geschafft habt diesem Menschen ein zweites Leben zu schenken. Freut euch gemeinsam, lobt euch, feiert! Am besten MIT diesem Menschen. :)

Beatmung:

Warum, weshalb und wieso - das haben wir bereits geklärt. Aber -wie- ... das steht noch aus.

Ob „Mund-zu-Mund" oder „Mund-zu-Nase" ist letztlich völlig wurscht. Die Luft muss rein. Punkt.

Pustet 2x kräftig rein, aber übertreibt es nicht. Überschüssige Luft landet im Magen und der .. naja, ihr könnt es euch vorstellen.

Anfangs werdet ihr etwas zu schnell beatmen, das ist aber nicht schlimm. Sauerstoff ist gut. Und Beatmen anstrengend. Ihr werdet also ganz von selbst irgendwann langsamer.

Solltet ihr euch ein Beatmen nicht zutrauen, dann **drückt** wenigstens.

Drücken:

Drücken ist nicht mit kuscheln oder einer herzlichen Begrüßung zu verwechseln. Mit Drücken ist natürlich die Druckmassage des Herzens gemeint. Je nach Kenntnisstand werdet ihr 2x beatmen und im Anschluss 30x auf den Brustkorb drücken.

Seid ihr euch nicht mehr sicher oder könnt aus irgendwelchen Gründen keine Atemspende vornehmen, dann tut mir den Gefallen und drückt wenigstens. In dem Fall entfällt die Mengenangabe und ihr drückt einfach ohne Pause weiter. Sorgt dafür, dass ihr euch abwechseln könnt. Auf Dauer ist das nämlich ziemlich anstrengend und schnell reicht der (erschöpfte) Druck nicht mehr aus.

Um bei Kräften zu bleiben ist es Wechsel im 2-Minuten-Takt ratsam. Wer grade alleine ist, hat die A-Karte und am nächsten Tag Muskelkater.

Schnell noch ein paar Infos zum finden des Druckpunkts. Bevor überhaupt irgendwas gemacht wird, muss der Patient auf einer harten Unterlage liegen. Der Boden bietet sich an.

Als nächstes muss die Oberbekleidung weg. Egal, ob Männlein oder Weiblein, ob uralt oder erst wenige Tage auf der Welt. Dann denkt ihr euch eine Linie, die von der einen Brustwarze zur Anderen reicht. **An** die Mitte dieser Linie legt ihr eure Hände aufeinander auf und drückt die Arme durch.

Nun drückt ihr mit durchgestreckten Armen und geradem Rücken im 4/4 Takt senkrecht nach unten. Denkt daran auch ordentlich zu **ent**lasten.

Tipp:
Bei allen Beschreibungen und Skizzen kann ich euch / dir trotzdem nur empfehlen, immer mal wieder einen EH-Kurs zu besuchen.
Mit der Zeit geht einfach einiges unter. Das ist normal, wenn man die Maßnahmen nicht regelmäßig anwendet.

Wo und bei wem ihr den Kurs macht, ist eigentlich ziemlich egal WEIL: alle das Selbe unterrichten.
Es geht darum, das Wissen aufzufrischen und ein paar Handgriffe zu üben.
Und falls ihr euch nicht entscheiden könnt, kommt halt zu mir, wenn ich wieder ausbilde. Ich freu mich euch / dich dann begrüßen zu dürfen. :)

Danke für`s Lesen und

Alles Gute und viel Gesundheit!

ÜBER DIE AUTORIN

Sie pupst und lacht für ihr Leben
gern, denn beides macht den Alltag
lustiger.
Die examinierte Notfallsanitäterin,
Mirja Ziolkowski,
lebt ihren Job seit über 20 Jahren
und liebt es ihr Wissen weiterzugeben.
Auf frische Art und Weise schenkt sie
Kindern und Erwachsenen den Mut
zu helfen und die Angst vor Fehlern als
freundlichen Begleiter anzusehen.

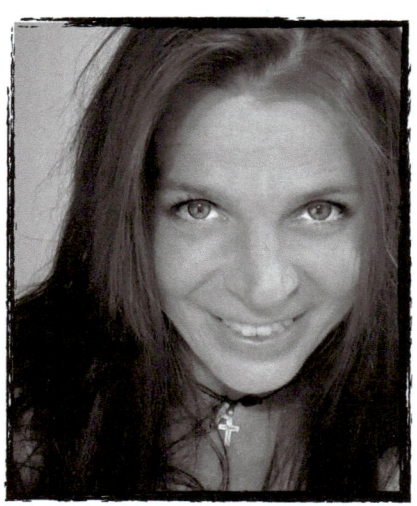

Mirja Ziolkowski ©